IRRIGATION

CONTINUE

DE L'URÈTHRE ET DE LA VESSIE

Paris. — Typographie de A. Parent, rue Monsieur-le-Prince, 31.

IRRIGATION

CONTINUE

DE L'URÈTHRE

ET

DE LA VESSIE

PAR

LE Dr RELIQUET

Ancien interne des hôpitaux de Paris.

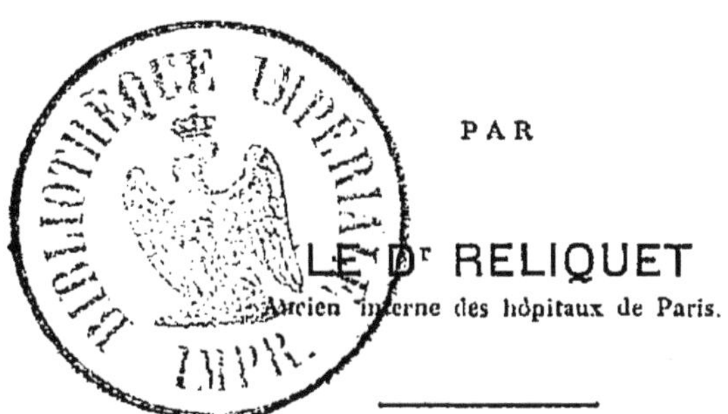

MÉMOIRE COMMUNIQUÉ A L'ACADÉMIE DE MÉDECINE, LE
26 DÉCEMBRE 1865, LORS DE LA PRÉSENTATION DE L'IN-
STRUMENT. — (Extrait du *Mouvement médical*, n°s 1, 2
et 3. 1866.)

PARIS

ADRIEN DELAHAYE, LIBRAIRE-ÉDITEUR

PLACE DE L'ÉCOLE-DE-MÉDECINE

1866

IRRIGATION

DE L'URÈTHRE ET DE LA VESSIE

L'instrument que j'ai l'honneur de présenter à l'Académie, fabriqué sur mes indications, par MM. Robert et Collin, sert à faire passer dans l'urèthre et la vessie, ou dans l'urèthre seul, un courant d'eau continu. Aussi, je l'appelle *irrigateur de l'urèthre et de la vessie*.

Jusqu'à présent, l'irrigation continue de la poche vésicale, si utile dans bon nombre d'affections de cet organe, n'est faite qu'au moyen de la sonde en gomme à double courant placée dans l'urèthre.

Cette sonde, toujours assez volumineuse (6 millimètres de diamètre au moins), toujours à parois résistantes à cause de sa cloison intérieure, est assez difficilement supportée par les malades pour que le chirurgien soit obligé de suspendre ou même de supprimer complétement l'irrigation, malgré l'utilité reconnue du courant d'eau dans la vessie.

Pour obvier aux inconvénients de cette sonde volumineuse, à demeure dans l'urèthre, j'ai eu l'idée :

1° de conduire le liquide dans la vessie au moyen d'une sonde peu volumineuse (au plus 3 millimètres de diamètre); — 2° de faire revenir le liquide entre la sonde et les parois de l'urèthre; — 3° de placer dans le méat un petit pavillon creux, qui, en empêchant le liquide de se répandre et de salir, le conduit dans un tube en caoutchouc, assez long pour aller dans un vase.

Ainsi, avec mon instrument, non-seulement l'urèthre n'est plus occupé par une sonde volumineuse toujours nuisible, comme l'a si bien démontré M. Mercier, mais l'urèthre a ses parois en contact avec un courant d'eau qui agit directement contre l'irritation ou l'inflammation uréthrale que provoque presque toujours l'affection de la vessie, quand cette dernière n'est pas la conséquence de l'affection de l'urèthre. Avec ce même instrument, l'irrigation de l'urèthre seul est obtenue en se servant d'une sonde assez courte, pour que l'extrémité de celle-ci ne pénètre pas dans la vessie, ou bien en ne faisant pas dépasser à l'extrémité d'une longue sonde le col de la vessie. Ainsi, on peut faire passer un courant d'eau continu sur la surface muqueuse de la prostate.

Description de l'instrument. — L'irrigateur de l'urèthre se compose de : 1° *une sonde* en gomme (fig. 3), ayant un diamètre de 3 millimètres au plus, les parois aussi minces que possible, de façon à réunir une grande souplesse à un calibre suffisant. A son extrémité externe, la sonde a les bords de son orifice solidement fixés à un petit entonnoir

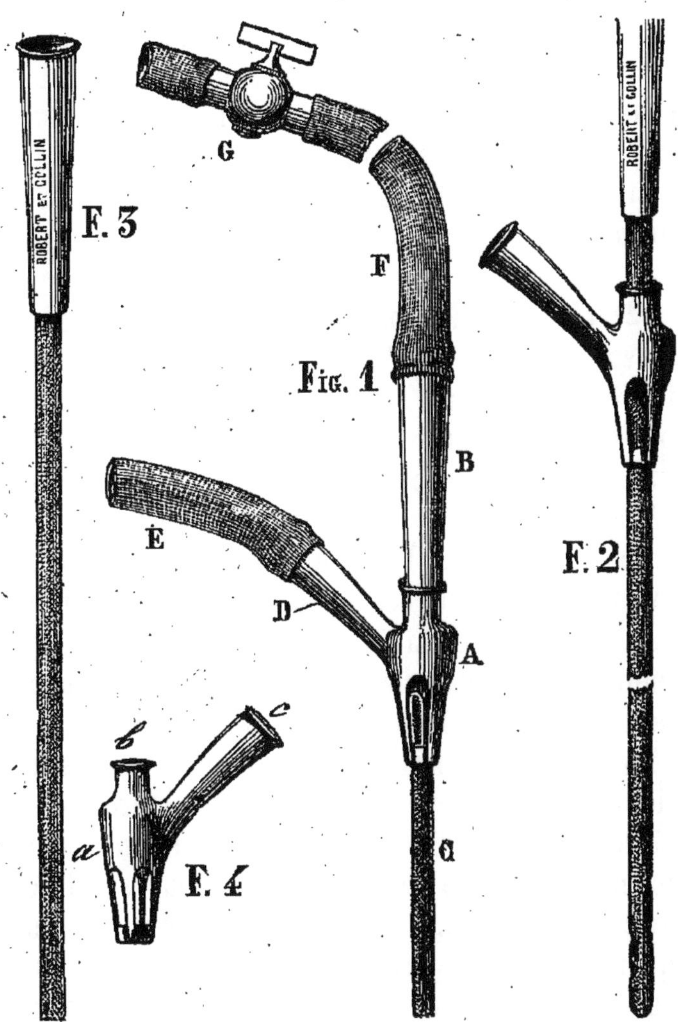

EXPLICATION DE LA PLANCHE.

Fig. 1. Appareil complet. — A. Pavillon. — B. Entonnoir de la sonde. — C. Sonde. — D. Tube d'écoulement. — E. Tube en caoutchouc qui verse le liquide dans le vase. — F. Extrémité du siphon en caoutchouc. — G. Robinet sur le siphon.

Fig. 2. Montrant le pavillon mobile sur la sonde et les yeux de la sonde.

Fig. 3. Sonde avec son entonnoir.

Fig. 4. a Pavillon. — b Ouverture de la base entourée d'une saillie. — c Ouverture du tube d'écoulement entouré d'une saillie.

métallique (fig. 1. B), qui sert à la mettre en communication avec un siphon en caoutchouc (fig. 1. F) chargé de fournir continuellement le liquide. Sur le trajet du syphon est un robinet (fig. 1. G) qui permet de graduer ou d'arrêter l'écoulement du liquide.

2º *Un pavillon* conique (fig. 4) creux, traversé suivant son axe par la sonde (fig. 2), sur laquelle il glisse librement. L'ouverture de la base du cône présente un petit rebord saillant, destiné à retenir une rondelle de caoutchouc, dont la partie libre se rétracte sur la sonde et ferme l'espace qui existe entre la sonde et l'orifice du cône. De plus, ce même orifice peut recevoir à frottement l'extrémité de l'entounoir métallique de la sonde. Ainsi, le liquide contenu dans le pavillon ne peut pas s'échapper le long de la sonde. — La face convexe du cône présente à partir de son sommet dans les deux tiers de sa hauteur, de larges ouvertures. — La circonférence de la base du cône, saillante sous la forme d'un angle mousse, se continue sur le côté avec un tube (fig. 1. D) chargé de faire communiquer la cavité du pavillon (fig. 1. A) avec un tuyau en caoutchouc (fig. 1. E), destiné à conduire le liquide dans un vase.

L'application de l'instrument consiste à introduire la sonde dans la vessie ou jusqu'à un niveau variable de l'urèthre, selon qu'on veut faire une irrigation de la vessie et de l'urèthre ou de l'urèthre seulement ; puis à pousser le pavillon dans l'urèthre jusqu'à ce que le bord saillant de la base soit recouvert par les lèvres du méat, qui, en s'appliquant sur la base du cône, maintiennent l'instrument, en place pendant l'irrigation. Pour satisfaire aux dimensions variables du méat urinaire, selon les sujets, j'ai fait faire des pavillons de volume différent, que je distingue par : le n° 1 qui a 6 millimètres de diamètre à la base; le n° 2, 7 millimètres; le n° 3, 8 millimètres; le n° 4, 9 millimètres. Chacun de ces pavillons peut recevoir les mêmes sondes.

Irrigation de l'urèthre. — L'instrument en place, la sonde ne pénétrant pas dans la vessie, le liquide sort par les yeux de la sonde, distend l'urèthre comme le fait l'injection ordinaire poussée avec la petite seringue, puis remonte jusqu'au pavillon et s'écoule par le tube en caoutchouc dans le vase placé près du fauteuil ou du lit du malade. Ainsi il passe dans l'urèthre un courant de liquide qui le distend constamment.

Lorsque l'introduction de la sonde détermine de la douleur, il suffit de laisser couler le liquide par les yeux de la sonde pendant qu'elle est conduite dans l'urèthre, pour que l'application de l'instrument ne détermine aucune douleur.

Irrigation de l'urèthre et de la vessie. — Avant de conduire la sonde jusque dans la vessie, il faut faire passer un courant d'eau dans l'urèthre, de façon à obtenir tout d'abord une sédation du canal qui prévienne ses contractions spasmodiques et douloureuses sur la sonde pendant que la vessie se remplira. Cela obtenu, et on le reconnaît au peu de sensibilité du col vésical au moment où la sonde le traverse, la sonde introduite dans la vessie, le liquide, la distend jusqu'à une sensation du besoin d'uriner: alors, le robinet étant fermé, le malade maintient le pavillon dans le méat avec le doigt, contracte volontairement sa vessie qui chasse le liquide, entre la sonde et les parois de l'urèthre, jusque dans le pavillon, d'où il est conduit dans le vase par l'intermédiaire du tube en caoutchouc. Quelquefois l'arrivée continuelle du liquide dans la vessie gêne l'évacuation malgré la sensation du besoin d'uriner. Aussi je conseille à tous les malades de fermer immédiatement le robinet du siphon sitôt que le besoin d'uriner se fait sentir. Jusqu'à présent, dans les faits que j'ai observés, je n'ai pas vu la vessie, dilatée jusqu'à un certain degré, s'y arrêter, et chasser continuellement par l'urèthre une quantité d'urine égale à celle qu'elle reçoit par le sonde; de temps en temps, en dehors de l'évacuation intermittente, de tout ou d'une partie du liquide contenu dans la vessie, il s'écoule, bien un peu de liquide entre la sonde et les parois uréthrales, mais ça n'a pas lieu d'une façon continue et cela arrive seulement quand les contractions spasmodiques du col ont diminué sous l'influence d'une irrigation prolongée, ou de plusieurs irrigations successives.

Lorsqu'au contact de la sonde il n'y a plus de douleur, l'introduction de l'irrigateur de l'urèthre et de la vessie n'est pas plus difficile que le cathétérisme avec une sonde en gomme très-molle. Quant au retour du liquide de la vessie dans l'urèthre par-dessus la sonde, il est facile en prenant les précautions indiquées ; cependant il en est une dernière qui certes n'a en apparence qu'une valeur minime et qu'il ne faut pas négliger, car si on y manquait elle pourrait faire croire à l'impossibilité du retour du liquide contenu dans la vessie : il faut dire au malade de pousser *comme pour uriner.*

Il va sans dire, qu'avec l'irrigateur de l'urèthre et de la vessie on peut faire usage de toute espèce de liquides médicamenteux, soit pharmacentiques, soit des eaux minérales naturelles.

Les faits que j'ai observés jusqu'ici, et dont je donne deux exemples ci-après, me laissent croire que cet instrument trouvera souvent son application dans les affections de l'urèthre et de la vessie.

Observation Iʳᵉ (1).

Inflammation chronique des parties profondes de l'urèthre et du col vésical datant de 17 mois. — Ecoulement de liquide prostatique. — Douleur pendant et après la miction. — Exacerbation par la marche ou le séjour en voiture. — Disparition rapide de tous les phénomènes douloureux, sous l'influence de l'irrigation continue de l'urèthre et de la vessie.

Au mois de juillet 1864, M. X..., étudiant en médecine, d'une bonne constitution, contracta une uréthrite,

(1) Cette observation a été rédigée d'après les notes que nous a remises le malade, étudiant en médecine, sur le point de finir ses études.

qui, après une période aiguë très-courte, resta à l'état chronique.

En septembre suivant, étant en vacances, M. X... se promenait à cheval, lorsque subitement un écart de sa bête le projeta en avant et fit porter violemment son périnée sur le pommeau de la selle. Au moment de l'accident il n'y eut aucune douleur ; mais, une heure après être descendu de cheval, il eut un besoin très-pressant d'uriner, accompagné d'une sensation de chaleur intolérable à l'hypogastre et au col de la vessie, et de pesanteur au périnée. L'émission immédiate des urines fut très-douloureuse, leur conservation était impossible. Aussitôt M. X... prit un bain frais de deux heures et demie, qui procura un prompt soulagement. A la suite de cet accident, l'écoulement augmente, et le malade prend des capsules de copahu, qui sont sans effet. Il se donne des injections au sulfate de zinc et à l'acétate de plomb : celles-ci provoquent, à plusieurs reprises, de nouvelles douleurs localisées, parfois au col de la vessie, d'autres fois s'irradiant jusque dans le bas-fond de cet organe. Ces douleurs survinrent ensuite après la marche prolongée, et bientôt se montrère ntsans qu'aucune cause pût expliquer leur appation. En même temps les besoins d'uriner devinrent plus fréquents ; souvent ils étaient tellement impérieux que l'urine ne pouvait être retenue. Pendant un an M. X.... se soumit à un régime sévère, de façon à ne déterminer aucune excitation de la vessie et de l'urèthre ; il évite toutes les marches un peu longues ; alors une course en voiture même suffit pour rendre plus vives des douleurs au col de la vessie.

Au mois de juillet 1865, le malade consulte un médecin et sur ses conseils prend tous les jours un bain sulfureux, boit de l'infusion de bourgeons de sapin, et s'applique sur l'hypogastre un emplâtre stibié. Ce dernier détermina une éruption étendue et très-douloureuse. Mais il n'y eut aucun soulagement.

Quelque temps après, les urines, qui jusque-là n'avaient qu'un dépôt glaireux peu abondant, laissèrent déposer une matière blanchâtre, granuleuse, couleur de pus, adhérente au vase, et répandant aussitôt la miction une odeur ammoniacale très-prononcée.

Au commencement d'août, M. X... part pour la campagne. Là, sous l'influence des perles de térébenthine de Clertan, dix par jour, et de l'eau de goudron aux repas, il y a amélioration : les douleurs deviennent faibles et rares, le dépôt des urines redevient purement muqueux. Mais, à la suite d'un voyage de douze heures en chemin de fer, pour rentrer à Paris, les douleurs vives et les flocons puriformes reparaissent. Les urines redeviennent ammoniacales.

Le 22 novembre, je vis pour la première fois M. X..., il était très-attristé par les douleurs vives et fréquentes qu'il éprouvait et par la prévision de ne pas pouvoir faire les courses qu'exige l'exercice de la médecine. Je constate un écoulement assez abondant formé de petits grumeaux blanchâtres et d'un liquide visqueux, gluant, filant entre les doigts, rappelant tout à fait la consistance et l'aspect du liquide sécrété par les vésicules séminales. Le malade, qui n'est pas affaibli, m'affirme que s'il a eu des pollutions nocturnes, il ne s'en est jamais aperçu. La pression sur l'urèthre ne détermine aucune douleur. Au toucher rectal, je constate une augmentation de volume de la prostate assez notable, sans déformation ni douleur à la pression. L'exploration de l'urèthre, faite avec une bougie en gomme très-souple de 5 millimètres de diamètre, ne fait reconnaître aucun obstacle. Mais son introduction, quoique lente et faite avec beaucoup de ménagement, fut très-douloureuse, surtout au niveau de la prostate et du col de la vessie. La sortie de la sonde, que je sentais serrée à son extrémité, fut aussi pénible. Après cette exploration, il sortit quelques gouttes de sang.

Je conseillai un bain sulfureux tous les deux jours, des douches sur le périnée, étant dans le bain, et à l'intérieur des bols d'ergotine de 50 centigrammes, deux par jour.

Le 23, je constatai l'état des urines précédemment indiqué. Après avoir introduit dans l'urèthre une sonde-bougie, je fis une injection d'eau tiède ; après la sortie de l'eau, le contact de l'extrémité de la sonde avec la vessie détermine une vive douleur. Je conseillai de prendre tous les soirs, au moment où les douleurs sont plus vives, un lavement froid.

Les jours suivants je continuai l'injection dans la vessie ; mais malgré une diminution notable dans l'intensité des douleurs, l'introduction de la sonde, toujours pénible pour le malade, est souvent suivie de quelques gottes de sang au méat ; de plus, il n'y a pas de diminution de l'écoulement. Ainsi sous l'influence de ce traitement je n'obtenais pas la disparition de la douleur pendant la miction, surtout au moment de la contraction uréthrale qui la termine.

Je renonçai alors à tout cathétérisme et fis supprimer l'ergotine.

Après plusieurs jours pendant lesquels M. X... fut obligé de s'absenter, je le revis le 9 décembre. Alors les phénomènes douloureux avaient complétement reparu, et la veille au soir il y avait eu pendant une heure des douleurs très-vives à l'hypogastre, de la pesanteur au périnée et un état tel de la vessie, que les urines ne pouvaient être retenues. Un lavement froid calma cette crise. J'appliquai l'irrigateur de l'urèthre, je laissai couler le liquide par la sonde en l'introduisant; pendant vingt minutes je fis passer dans l'urèthre un courant d'eau dégourdie et je poussai la sonde dans la vessie. Alors la vessie se détendit jusqu'à la sensation du besoin d'uriner; le robinet étant fermé aussitôt, l'écoulement se fit librement par-dessus la sonde sous l'influence d'un effort comme pour uriner. Le malade, assis dans un fauteuil, continua pendant deux heures l'irrigation.

Le soir, l'exacerbation habituelle ne parut pas, et la douleur en urinant avait diminué.

Le 10, irrigation vésicale d'une heure et demie avec de l'eau à la température de l'appartement. Le malade, qui s'applique lui-même l'irrigateur, laisse couler l'eau par la sonde pendant son introduction et sa sortie, ainsi il n'éprouve aucune douleur. Pendant tout le temps du courant d'eau, il y a une sensation de fraîcheur agréable.

La pesanteur au périnée a beaucoup diminué; il n'y a plus d'épreintes au col vésical à la fin de la miction et l'écoulement est bien moins abondant.

Le 10 décembre, M. X... me dit : « A chaque fois que la vessie se vide, elle reçoit après une plus grande quantité de liquide avant que le besoin d'uriner se fasse sentir. De plus, vers la fin de l'irrigation, la vessie ne se vide plus à chaque évacuation, et après la dernière, celle qui précède la sortie de l'instrument, il reste une certaine quantité d'eau qui est chassée naturellement au bout de cinq ou six minutes. » Les urines ne sont plus ammonicales et elles ne présentent que le dépôt glaireux.

Les jours suivants, l'irrigation est faite pendant une heure.

Le 15, le mieux continuait, lorsque le malade se sert, à son insu, d'un irrigateur dont la sonde est oblitérée. L'eau ne passant pas, le bec de la sonde est en contact, pendant quelques minutes, avec la vessie vide : les douleurs reparaissent aussitôt, surtout au col de la vessie, et au moment de la contraction uréthrale de la fin des mictions qui suivent cette application de l'instrument. Tourmenté par cet état, n'ayant pas une autre sonde d'irrigateur, le malade se passe lui-même une sonde ordinaire en gomme dont le passage au niveau de la prostate et du col de la vessie est bien moins douloureux que lors des cathétérismes qui précédèrent l'irrigation, puis se fait une injection d'eau dans la vessie. Le soir de ce petit accident, une irrigation est faite et les douleurs disparaissent.

Le 18, il n'y a que très-peu de dépôt muqueux dans les urines, l'écoulement est réduit à une goutte de pus le matin, et il n'a plus les caractères du liquide prostatique. Les douleurs ont complétement disparu. Dans le but de tarir tout à fait l'écoulement, je conseille de faire chaque jour des irrigations d'une demi-heure avec une solution d'acide phénique au millième ; trois jours après, l'écoulement avait disparu. Maintenant, le malade n'éprouve aucune espèce de gêne.

Cette observation, quoique de date toute récente, si elle ne démontre pas d'une façon absolue la guérison durable de l'affection qui tourmentait le malade, est pour nous très-importante au point de vue de l'action de l'irrigation continue de l'urèthre et de la vessie sur l'inflammation chronique de la région profonde de l'urèthre et sur l'état spasmodique si douloureux du col de la vessie. C'est ce dernier point que nous voulons faire surtout ressortir, quoiqu'il soit bien permis de croire à une guérison complète dans un temps très-rapproché. Ce fait montre aussi combien est simple l'usage de l'irrigateur.

OBSERVATION II.

*Suppuration de la région prostatique de l'urèthre. —
Dilatation de cette portion du canal. — Probablement cavité prostatique consécutive à un abcès. —
Cystite concomitante. — Douleur au col pendant la
miction. — Amélioration rapide par l'irrigation de
l'urèthre et de la vessie.* .

M. X...., âgé de 25 ans, étudiant en médecine, d'un
tempérament lymphatique, d'une nature grasse, a eu
plusieurs pleuro-pneumonies dans son enfance, puis
fut atteint de fièvres intermittentes ; il y a deux ans,
piqûre anatomique qui détermina un phlegmon du
bras et des abcès sous l'aisselle. De l'âge de 3 à 8 ans,
incontinence nocturne d'urine.

' Le grand-père est mort calculeux, le père a eu pendant longtemps la gravelle et est mort du diabète. Le
malade rend souvent de petits grains d'acide urique.
plusieurs blennorrhagies antérieures; il y a deux ans, le
malade se traita d'nn écoulement chronique de l'urèthre
par les bougies en cire, et le vit disparaître sous l'influence des bains de mer. Depuis cette époque, il resta
toujours chez ce malade une gêne de la miction, surtout après les excès, souvent elle se faisait par un jet
saccadé sans qu'il y ait cependant de douleur spasmodique.

Dans les premiers jours de novembre dernier, après
une nuit d'excès, douze heures passées en chemin de
fer et de nouveaux excès à l'arrivée, M. X..., fut pris
d'un écoulement abondant sans douleurs pendant la
miction, mais il éprouva continuellement de la pesanteur au périnée et une douleur très-vive derrière la
symphyse pubienne. — Des bains et des capsules de
térébenthine donnent une amélioration.

De retour à Paris, les douleurs au périnée et derrière la symphyse reparaissent plus vives ; l'écoulement uréthral est très-abondant ; de temps en temps une sensation semblable à celle du besoin d'uriner détermine une contraction de l'urèthre qui expulse la valeur d'une cuillerée de pus. La miction, pas trop douloureuse, se fait par un jet saccadé. Ces phénomènes locaux s'accompagnent de troubles digestifs ; il y a constipation depuis plusieurs jours, la langue est sale, envies de vomir fréquentes, la tête est lourde ; il y a fièvre avec exacerbation le soir. Un purgatif salin fait disparaître à peu près ces symptômes généraux.

Un soir, après l'évacuation d'une plus grande quantité de pus par l'urèthre, M. X.... fut pris d'un frisson très-fort, qui le força à se coucher immédiatement. Les jours suivants il y eut accès de fièvre le soir.

Pendant cette période, les envies d'uriner deviennent très-fréquentes, surtout la nuit ; les urines présentent un dépôt de muco-pus et sont très-alcalines. La constipation l'oblige à prendre un lavement tous les jours. Il boit de la tisane de graine de lin. Chez lui les bains sont la cause d'une plus grande gêne.

Le 30 novembre, je vois pour la première fois M. X....; il est pâle, a la face un peu bouffie, est inquiet et assez hypochondriaque. Il me dit que souvent il essaye de se passer des sondes pour s'examiner, que son appétit est à peu près nul, sans troubles gastriques appréciables. La marche détermine des exacerbations vives, l'écoulement qui sort du méat est tout à fait purulent. Au toucher rectal il y a augmentation de volume de la prostate, sur le lobe gauche on sent une saillie grosse comme une petite noisette parfaitement arrondie, sensible à la pression, mais d'une consistance ferme. Je passe une sonde à boule de 5 millimètres sans sentir d'obstacles dans l'urèthre, mais l'introduction est douloureuse.

Le 1er décembre, je pratique le cathétérisme avec une sonde courbe en gomme assez dense pour qu'elle puisse me permettre l'exploration de la région prostatique et du col de la vessie. L'extrémité de la sonde arrivée dans la région prostatique, il s'écoule par le pavillon un peu de muco-pus sans urine. Un peu plus loin je sens très-nettement le bec de la sonde qui butte contre un obstacle franc. Alors abaissant le pavillon de la sonde de façon à relever son bec, l'introduction se fait brusquement, l'urine contenue dans la vessie s'écoule aussitôt ; je fais une injection d'eau tiède.

Le 2 , vers midi, j'applique l'irrigateur en ne poussant la sonde que jusqu'au niveau de la prostate. Le courant continué pendant une heure et demie distend l'urèthre, produit un soulagement très-agréable et fait cesser la pesanteur au périnée. L'appareil retiré on trouve à l'extrémité de la sonde une petite fausse membrane, large de 5 millimètres et assez épaisse. A la fin de la première miction, qui suivit cette irrigation, le malade a de la douleur au moment de la contraction uréthrale et il s'écoule un peu de sang. Le soir, il y a une sensation de besoin d'uriner qui détermine une contraction de l'urèthre et l'évacuation d'un peu de pus sans urine. Pendant la nuit, il n'y a plus de contraction douloureuse à la fin de la miction.

Le 3, la pesanteur au périnée n'a pas reparu, une contraction uréthrale fait sortir une certaine quantité de pus, légère cuisson dans le canal. A cinq heures du soir le malade s'applique lui-même l'irrigateur et fait passer un courant d'eau dans l'urèthre seulement pendant trente-cinq minutes. Sensation de bien-être instantanée ; à la miction qui suivit, pas de douleur.

Le 4, l'état général est très-amélioré, la face a un teint plus solide et n'a plus l'apparence bouffie ; le malade me dit qu'il a pu faire une course à pied assez longue, que son appétit revient. Il n'y a plus de mouvement fébrile le soir.

A huit heures du matin, irrigation pendant trois quarts d'heure, toujours sensation de fraîcheur agréable. En sortant l'instrument on trouve des débris de fausses membranes aux yeux de la sonde ; il y en a aussi dans le liquide qui a passé par l'urèthre. Le soir, élancement dans le périnée, suintement abondant de muco-pus. Nouvelle irrigation pendant trois quarts d'heure et sédation de la douleur.

Dans la nuit, M. X... est pris d'une envie d'uriner qu'il ne peut satisfaire ; il fait passer un courant d'eau dans l'urèthre, mais le soulagement n'est que momentané. Alors il s'introduit une sonde-bougie qui laisse écouler un peu de liquide au moment où ses yeux sont au niveau de la prostate, puis une fois dans la vessie l'urine s'écoule. Injection d'eau froide dans la vessie. La sonde retirée les douleurs se calment, puis le malade prend un lavement froid et la douleur cesse.

Le 5, à la première miction du matin, la contraction uréthrale de la fin est immédiatement suivie de la sortie d'un peu de sang. Irrigation de l'urèthre pendant un quart d'heure, la douleur de la fin de la miction ne reparaît pas dans la journée ; le soir, nouvelle irrigation. Dans la nuit, l'envie d'uriner avec difficulté de la miction reparaît mais moins vive que la veille.

Le 6, dès le matin, évacuation d'une certaine quantité d'urine claire et fortement alcaline. Je conseille alors à M. X... de se servir d'eau tiède, de faire passer le matin un courant de cette eau dans l'urèthre, et le soir, après quelques instants d'irrigation uréthrale, de pousser la sonde jusque dans la vessie. Ce qui fut fait. La vessie reçut du liquide jusqu'à déterminer le besoin d'uriner, le malade ferma alors le robinet du syphon, et le liquide s'évacua facilement par-dessus la sonde sous l'influence de l'effort pour uriner. Dans la nuit, il n'y eut qu'un peu de pesanteur au périnée.

Le 7, irrigation de la vessie et de l'urèthre matin et soir pendant une demi - heure. Le malade croit sa vessie parfaitement vide au moment où il retire l'instrument ; mais, environ cinq minutes après, une envie d'uriner se fait sentir, et sans éprouver la moindre gêne il rend environ 250 grammes d'eau.

Le 8, il n'y a pas eu de douleur pendant la nuit. Il ne s'écoule par l'urèthre qu'une petite quantité de muco-pus, pas de douleur pendant où à la fin de la miction. Irrigation d'une demi-heure le matin.

Dans la journée, marche très-longue, fatigue. Le soir, irrigation uréthro-vésicale avec de l'eau froide; dans la nuit, douleur au périnée ; application de l'appareil pendant quelques instants avec de l'eau tiède, et les douleurs cessent.

Le 9, marche prolongée et fatigue dans la journée, irrigation matin et soir d'une demi - heure, aucune douleur pendant la nuit.

Le 10, pollution provoquée par un rêve ; le passage du sperme détermine une douleur qui réveille. Pas de douleur dans la vessie. Deux irrigations. Le soir, après avoir beaucoup marché, quelques élancements au col.

Le 11, pendant les deux irrigations, aussitôt que le besoin d'uriner se fait sentir, le liquide passe entre les parois de l'urèthre presque sans effort.

Le 12, excès, le passage du sperme est douloureux; après, il y a un léger élancement au col de la vessie; toujours irrigation d'une demi-heure matin et soir.

Le 14, après des préoccupations très-vives et des courses à pied, les élancements ne paraissent pas et l'écoulement qui diminue tous les jours, devenu muqueux, ne s'écoule plus brusquement en quantité notable à la fois, poussé parla contraction uréthrale. Enfin, la quantité de liquide retenue dans la vessie après l'irrigation devient de moins en moins grande.

Depuis les douleurs n'ont pas reparu, l'écoulement est à peine appréciable.

Cette observation montre les bons effets de l'irrigation de l'urèthre dans ce cas de suppuration de la région profonde du canal; ici surtout où la dilatation de la portion prostatique et probablement l'existence d'une excavation dans cette région permettaient la rétention, en ce point de l'urèthre, du pus sécrété. Elle montre aussi l'action du courant d'eau sur la vessie et l'urèthre, courant qui produit la sédation de la contraction et de la douleur pendant qu'il passe et qui est suivie dans les premiers jours d'une contraction assez forte pour évacuer le liquide contenu dans la portion profonde et dilatée de l'urèthre, et pour déterminer une douleur assez vive au moment où elle se produit. L'action sur la vessie est dans ce second fait en tout semblable à celle que nous avons observée dans le premier : sédations de la contraction du col et même des contraction de la vessie qui se laisse dilater de plus en plus facilement à chaque irrigation. La sédation de la contraction du col est rendue évidente d'abord par la disparition de la douleur à la fin de la miction, puis par le retour, presque sans effort, du liquide de la vessie dans l'urèthre ; enfin par la diminution continue de la quantité de liquide qui reste dans la vessie après chaque irrigation. Ces deux faits, que je présente seulement pour montrer la facilité de l'irrigation uréthro-vésicale avec mon instrument, et pour faire ressortir ses avantages sur la sonde à double courant employée jusqu'ici, laissent prévoir son application fréquente toutes le fois qu'on aura besoin de faire disparaître les contractions spasmodiques de l'urèthre et du col de la vessie, pour préparer les malades aux manœuvres de la lithotritie, par exemple. Mais je me garde bien de préjuger de l'avenir.

Aussi, actuellement, je me borne à conclure à l'utilité de l'irrigation de l'urèthre et de la vessie, dans les cas de suppuration de la région profonde de l'urèthre accompagnée de cystite et de contracture du col de la vessie, et dans le cas de suppuration vésicale.

Paris. — Imprimerie A. PARENT, rue Monsieur-le-Prince, 31 ;

9 782014 096682